TRAITEMENT DU CHOLÉRA

Paris. — Typographie HENNUYER ET FILS, rue du Boulevard, 7.

TRAITEMENT

DU

CHOLÉRA

PAR

M. le Dr DUPUY (de Frenelle)

Docteur en médecine de la Faculté de Paris,
Médecin inspecteur d'asile du premier arrondissement de Paris,
Lauréat de la Faculté de médecine (médaille d'argent),
Membre titulaire de la Société de médecine pratique de Paris, de la Société académique
de médecine de Nancy, etc.,
Ancien membre titulaire du Conseil d'hygiène et de salubrité publiques
de l'arrondissement de Mirecourt (Vosges),
Ancien externe des hôpitaux.

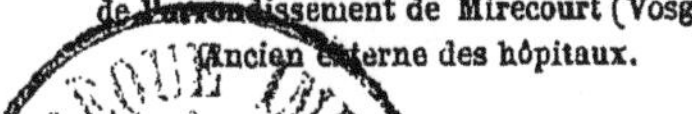

PARIS

P. ASSELIN, SUCCESSEUR DE BÉCHET JEUNE ET LABÉ

LIBRAIRE DE LA FACULTÉ DE MÉDECINE

Place de l'École-de-Médecine

—

1865

TRAITEMENT DU CHOLÉRA

Les faits, une fois bien acquis à la science et suffisamment vulgarisés, ne gagnent plus rien aux redites, ni aux commentaires de chacun.

En ce qui concerne le choléra, tout le monde savant est d'accord :

1° Qu'il est créé de toute pièce dans les contrées les plus malsaines de l'Inde, chez des peuples ineptes en matière d'hygiène publique et privée.

2° Qu'il est le résultat d'un empoisonnement miasmatique, engendré par la putréfaction.

3° Que les émanations infectieuses du miasme sont très-vraisemblablement composées d'animalcules ou sporules impalpables, invisibles et innombrables dans l'atmosphère restreinte infectée. Je dis restreinte, parce que le transport s'en opère de proche en proche, puis à petites distances, de rue à rue, de quartier à quartier, etc., et qu'il n'est pas d'exemple de leur communication par les courants atmosphériques *seuls*, à de grandes distances.

4° Que ces émanations sont indifféremment transportées : 1° par l'air dirigé par les vents; 2° par les individus déjà atteints de la maladie; 3° par ceux chez qui elle n'existe encore qu'en germe incubatoire, et qui deviendront autant de foyers possibles d'infection pour chaque milieu où elle éclatera.

5° Que ce poison est incorporé par la respiration et par la déglutition, et non absorbé par les téguments.

6° Qu'il ne manifeste exclusivement ses effets primitifs que sur les muqueuses stomacale et intestinale, d'où ils rétentissent instantanément sur tous les viscères sécréteurs : rein, foie, pancréas, en produisant une perturbation inouïe dans toutes les fonctions de l'hématose, de l'innervation, de la nutrition et des sécrétions sudorales.

7° Que s'il est absorbé, contrairement à notre opinion, par toute autre voie que par la déglutition œsophago-stomacale, ses germes impalpables n'acceptent d'autre terrain, n'ont d'élection, d'attraction et de possibilité d'existence *que dans l'appareil digestif,* où ils s'évoluent, se multiplient, pour être rejetés en nombre plus ou moins considérable avec les déjections alvines et stomacales, ou encore par l'expiration buccale.

Les cadavres eux-mêmes en deviennent bientôt une source redoutable.

En effet, si nos poumons respirent, comme on le répète sans cesse, ces agents de transmission, ils y restent bien inoffensifs, car personne n'y a jamais constaté de lésions, d'altérations, de troubles organiques ou fonctionnels *primitifs*.

Or, que fait invariablement la médecine dans tous les cas d'empoisonnement ou d'infection :

« 1° Si l'infection est palustre, rien ne dispose mieux à l'action quinique qu'un purgatif préalable.

« 2° Si l'infection est typhoïque, rien n'est plus heureux au début du traitement qu'un vomitif ou un purgatif. Tous les malades sans exception l'apprécient par leur soulagement immédiat.

« 3° Si l'empoisonnement est l'effet de l'ingestion ou de l'absorption d'une substance toxique quelconque, végétale, minérale, gazeuse, liquide, solide (excepté pour les asphyxiques et le phosphore, qui brûlerait les parois stomacales et œsophagiennes par son contact dans le retour des matières), que faisons-nous quand nous avons le bonheur d'être appelés au début? Nous donnons vite un vomitif, si la substance toxique est supposée dans l'estomac, un purgatif si dans l'intestin, et un éméto-cathartique si dans l'un et l'autre ; puis nous calmons les viscères lésés ou offusqués, nous tenons un compte sérieux de l'état général et particulier de santé des malades, etc.

« 4° Si l'empoisonnement infectieux est cholérique, avons-nous une autre ligne de conduite à suivre, quand nous assistons à son début? »

Je dis que non, et ce sera non jusqu'à ce que l'on nous trouve un antidote, un remède qui tue, qui détruise, anéantisse le poison, animal ou végétal, sur ou dans les muqueuses qu'il a envahies.

Ce remède nous sera peut-être donné un jour, et nous avons déjà dans l'acide sulfurique de M. Worms, dans la boisson chlorhydrique de M. Caron, dans les sels de cuivre de M. Burcq, etc., des indices qu'il sera fourni par les préparations qui attaquent les deux règnes.

Les évacuants, tout au début, ont réussi à beaucoup d'autres avant nous à préparer ou assurer les bons effets du traitement consécutif qui, tout indispensable qu'il est, ne réclame plus que de l'attention et du discernement médical, pour arriver, dans la grande majorité des cas, à bonne fin.

Il n'est pas jusqu'aux boissons abondantes, à l'ingestion d'une grande quantité d'eau fraîche, tant préconisées par notre digne et infortuné confrère Tourrette, qui n'agissent en mode évacuant par lavages, quoique ce n'ait pas été là l'idée théorique de cette courageuse victime du dévouement à l'humanité et à la science.

La question me touche de trop près pour ne pas avoir attiré toute mon attention.

En 1854, mon père mourut du choléra en quelques heures, avant qu'on eût pu lui donner des soins éclairés ; j'arrivai à temps pour en guérir mon excellente mère, et, enfin, je l'eus moi-même de la manière la plus atroce, la plus violente.

J'avais déjà suivi l'épidémie en Alsace, et voici comment je nous traitai, comment je traitai les autres malades, d'après les règles et conseils de maîtres célèbres, tels que les Schutzemberger, Forget, Bamberger de Wurtsbourg, etc.

Sans doute, l'expérience et l'observation ont fourni à notre pratique des modifications de quelque valeur ; mais la base de la médication est restée la même.

C'est surtout dans l'opportunité de l'emploi de chaque chose qu'est le secret du succès ; ainsi, dans tel cas, à tel moment donné, l'ipécacuanha, par exemple, fera merveille, tandis que plus tôt ou plus tard il serait contre-indiqué.

On comprend difficilement que des hommes éminents, si justement estimés dans la science, les seuls presque auxquels une position officielle permette l'expérimentation des divers modes de traitement sur une échelle suffisante, ordonnent le même moyen et de la même manière à une série de malades, et le proclament ou le condamnent d'après les résultats obtenus.

C'est faire fausse route en thérapeutique et compromettre ses meilleures ressources, que d'agir ainsi.

En effet, n'est-il pas notoire que sur dix sujets atteints de la même maladie, même de celles qui ont leurs spécifiques, il n'en est pas trois qui réclament des soins identiques. Ceci est encore plus vrai peut-être pour le choléra.

TRAITEMENT PRÉVENTIF. — Il ne faut jamais dédaigner ce traitement, parce que, outre qu'il est réellement bienfaisant et utile, ses effets sur l'organisme ont un puissant retentissement sur le moral.

Rien ne m'a paru aussi favorable que l'élixir suivant, que l'on prend à la dose d'un petit verre à liqueur, immédiatement après les repas de midi et du soir, pur ou dans un demi-verre d'eau sucrée.

Élixir toni-digestif.

Bon vin de Malaga......................	800 gr.
Aloès succotrin.......................	12
Ecorce de quinquina..................	10
Bois de Surinam......................	4
Racine de gentiane concassée	5
Acide sulfurique concentré.............	2
Sirop d'écorce d'oranges douces........	160

La boisson chlorhydrique de notre ami, M. le docteur Caron, est également très-favorable.

Ces deux préparations sont surtout *toni-digestives*, et, à ce titre, *anti-cholériques* par excellence.

Ce serait sans doute ici le lieu d'indiquer les précautions hygiéniques qui sont d'une si haute importance : quant aux habitations, aux applicata et aux circumfusa ; mais nous les connaissons tous et le public en est journellement instruit par la presse.

Toutefois, relativement au régime et aux longues habitudes, on ne saurait trop recommander de n'y rien changer brusquement. Le mieux est de vivre selon son ordinaire, peut-être un peu plus confortablement pour les tables frugales, en évitant l'abus de toutes ces boissons aromatiques et surtout alcooliques, qui éprouvent désagréablement l'estomac, le fatiguent, l'irritent, amènent des digestions pénibles, et préparent ainsi les voies à l'invasion de la maladie.

Cholérine. — Cholérine signifie choléra mitigé, petit choléra, ce qui est tout à fait inexact dans l'acception médicale ordinaire du mot.

Tous les ans on observe, surtout dans les grands centres de population, une diarrhée *estivale* ou *automnale*, que nous désignons sous le nom de *cholérine*, et qui n'a pas la moindre parenté avec le choléra, même en temps d'épidémie.

Depuis deux mois, j'ai soigné environ 40 à 50 cholérines, et pas un seul de ces mêmes malades n'a encore été atteint du choléra, ce 28 octobre 1865.

Ce chiffre suffit pour établir qu'il n'y avait là rien de *prémonitoire*.

La *diarrhée prémonitoire* n'est autre chose qu'un commencement de choléra, qui réclame une surveillance attentive et une grande sévérité pendant au moins huit jours. Sur 17 cas de choléra observés dans ma pratique particulière depuis le commencement de l'épidémie régnante, je ne l'ai rencontrée que quatre fois.

Cette année, tout aussi bien que les années dernières, et actuellement encore, j'ai toujours guéri la cholérine en vingt-quatre ou quarante-huit heures au plus, soit, selon les indications : avec un purgatif salin, ou un vomitif, ou, enfin, avec un éméto-cathartique, *toujours* suivis, trois ou quatre heures après, d'une potion calmante diacodée, de cataplasmes laudanisés, d'infusion chaude de tilleul et feuilles d'oranger. Repos, chaleur sèche, diète.

Voici mon ordonnance la plus ordinaire :

Purgatif à prendre par demi-verre, chaque demi-heure, à jeun, ou quatre heures après avoir mangé.

```
Citrate de magnésie pulv. impal..........   45 gr.
Eau bouillante...........................   400
```

Ajoutez :

```
Eau distillée de fleurs d'oranger..........    8
Sirop de sucre............................   75
```

Plus les préparations de ce citrate sont sucrées, plus leur effet purgatif est assuré.

Trois ou quatre heures après, prendre par cuillerée à bouche, chaque demi-heure, la potion suivante :

```
Eau distillée de tilleul ou de laitue........  100 gr.
   —        de fleurs d'oranger...........   10
   —        de laurier-cerise............    8
Sous-nitrate de bismuth..................  2 à 4
Sirop diacode.. .........................   30
```

Infusion chaude de tilleul et feuilles d'oranger, ou eau albumineuse, ou limonade sulfurique.

Cataplasme de farine de lin sur le ventre et l'estomac, arrosé de 50 gouttes laudanum de Sydenham.

Chaleur sèche, repos, diète, suivie d'un régime rigoureux pendant deux ou trois jours.

CHOLÉRA. — Si tout au début, quand l'estomac est presque seul malade, donner de suite :

Tartre stibié	»	05
Ipécacuanha pulvérisé	1	25
Eau commune	60	»
Sirop de fleurs d'oranger	15	»

Par cuillerée à bouche, de dix en dix minutes, ou chaque quart d'heure.

Chaleur, boissons diaphorétiques, excitantes diffusibles.

Deux heures après, même potion calmante, diète.

Il est souvent avantageux de remplacer le sirop diacode par 10 centigr. d'extrait thébaïque, ou 4, 5, 6 grammes de diascordium, surtout dans les cas de choléra confirmé.

CHOLÉRA CONFIRMÉ. — Avec vomissements, déjections cholériques, crampes, cyanose, algidité, etc.

(*Ne jamais commencer par les opiacés.*)

Donner de suite :

Tartre stibié	»	10
Sulfate de soude	20	»
Eau commune	450	»
Sirop de fleurs de pêcher	40	»

Par demi-verre chaque quart-d'heure.

Une heure après, administrer la potion suivante, par cuillerée à bouche, chaque demi-heure :

Eau distillée de tilleul..................	60 gr.
— de menthe.................	20
Alcoolat de mélisse....................	8
Acétate d'ammoniaque liquide...........	8 à 15
Sous-nitrate de bismuth................	4 à 6
Extrait thébaïque, 0^g,10, ou diascordium ..	4 à 6
Sirop de fleurs d'oranger ou d'éther......	30

Si l''acétate d'ammoniaque ou l'éther sont mal supportés, il faut tout de suite les supprimer.

Si aucun liquide n'est toléré, **M.** Trousseau donne les pilules suivantes :

Sous-nitrate de bismuth.........	4 gr.
Diascordium..................	8
F. S. A. 32 pilules.	

A prendre une, chaque une ou deux heures.

Demi-lavement de guimauve, avec 4 grammes d'amidon et 8 gouttes de laudanum Sydenham, toutes les deux, trois ou quatre heures, jusqu'à amendement des symptômes.

Il est très-important de cesser ces lavements et la potion dès que les selles et les vomissements sont arrêtés, sauf à y revenir, et de les remplacer par des lavements simples de guimauve et une potion calmante ordinaire légèrement diaphorétique.

Frictions générales, et surtout rachidiennes, avec :

Esprit de camphre...............	100 gr.
Teinture d'opium................	20
— de belladone...........	20
Essence de térébenthine.........	20
Chloroforme....................	10
Sel ammoniac..................	5

Sinapismes sur les plus grandes surfaces possibles, principalement sur le ventre et l'estomac.

Infusions aromatiques chaudes, légèrement alcoolisées, vin généreux avec teinture de cannelle, 20 grammes par litre. Un petit verre de temps en temps ; mais cesser bien vite si le malade le supporte mal, ce qui arrive souvent.

Petits fragments de glace à discrétion.

Quand les autres boissons ne sont pas tolérées, donner des limonades froides : sulfurique, nitrique, à la groseille ou au citron ; ou de l'eau vineuse, ou simplement de l'eau froide, par petite quantité à la fois. Si l'estomac redevient douloureux, avec envies fréquentes de vomir, revenir à l'ipécacuanha une deuxième et dernière fois.

Devant les nombreux succès obtenus par ce traitement bien compris, je n'ai pas cru devoir hésiter à le publier aujourd'hui.

Quand, à l'arrivée du médecin, l'état général est grave, que les vomissements ont cessé et que les selles séreuses persistent, il faut donner un dernier lavement avec 20 grammes de sulfate de soude, suivi, une heure après, des lavements amidonnés et laudanisés.

Les *cas foudroyants* font encore le désespoir de la médecine. Ils réclament la plus grande promptitude de secours et les moyens les plus énergiques : bains de moutarde à 35, 40, 45 degrés ; bains de sable chaud, de vapeur, faradisation, frictions énergiques prolongées, sèches ou avec des liniments excitants, etc.

On trouvera mieux, peut-être, nous le souhaitons, et c'est avec la plus vive impatience que nous attendons des résultats confirmatifs des succès de la méthode curative de M. Burcq, par les sels de cuivre, et de celle de M. Worms, par l'acide sulfurique, méthodes que ces deux confrères distingués nous donnent comme spécifiques.

PÉRIODE DE RÉACTION. — Cette période est des plus importantes à bien saisir et à bien soigner ; mais elle est complétement du domaine de la médecine symptomatique ordinaire, et elle est trop variable à propos de chaque malade pour que je doive en donner ici des indications plus particulières.

Il en est de même de la *convalescence*, toujours longue, pénible et délicate à surveiller ; car les rechutes sont fréquentes pour la moindre infraction et très-souvent mortelles. L'organisme épuisé, manquant totalement de force de réaction, succombe facilement.

Paris. — Typographie HENNUYER ET FILS, rue du Boulevard, 7.

9 782019 251789